Imprimerie de César Bajat, rue Montmartre, 131.

MÉMOIRE

CIRCONSTANCIÉ

SUR LES PROPRIÉTÉS CURATIVES

DU

BALSAMELŒON.

BALSAMELŒON,

EAU

HÉMOSTATIQUE ET ANTI-SCORBUTIQUE

DE

M. PIERRE BROCCHIERI, NAPOLITAIN,

DÉCORÉ PAR S. M. LE ROI DE NAPLES, SUR LE RAPPORT DE L'INSTITUT ROYAL DE CE PAYS,
POUR LES DIFFÉRENS PRODUITS, TRAVAUX ET DÉCOUVERTES CHIMIQUES
QU'IL A PRÉSENTÉS ET SOUMIS A CETTE SOCIÉTÉ SAVANTE;
MEMBRE DE PLUSIEURS SOCIÉTÉS SAVANTES
DE FRANCE ET DE L'ÉTRANGER,
ETC., ETC., ETC.

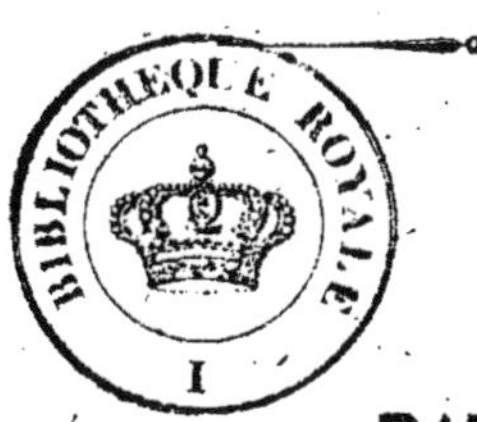

PARIS,
CHEZ M. PIERRE BROCCHIERI,
RUE LOUIS-LE-GRAND, 23.

1839.

BALSAMELŒON[a],

EAU

HÉMOSTATIQUE[b] ET ANTI-SCORBUTIQUE[c].

Exposé.

Tout ce qui peut et doit prévenir les maladies, détruire leurs causes, guérir, arrêter les accidens fâcheux et *souvent mortels* qui en sont fréquemment et malheureusement la suite, ne saurait trop mériter l'attention, fixer les observations et motiver les recherches des médecins, des chirurgiens, des savans, et nous ajouterons aussi des hommes du monde.

Avant de préconiser un remède, avant de l'adopter, il est sage, il est prudent, il est indispensable, dans l'intérêt de l'humanité, de s'assurer de ses effets, d'examiner son efficacité par des expériences répétées, ou de s'en rapporter à l'opinion et à la pratique des corps savans, des gens de l'art, et même des malades qui, ayant employé ce moyen curatif dans tel ou tel cas constaté, ont recouvré la santé et maîtrisé des accidens funestes qui compromettaient leur vie.

a Baume par excellence. — *Balsamon :* baume ; *lœon :* lion.
b Qui arrête les hémorrhagies.
c Qui arrête la corruption contagieuse du sang.

Il n'existe pas de *panacée universelle*, cette vérité mathématique est incontestable; mais il peut et doit se trouver des produits de *découvertes chimiques*, des extraits *de suc de plantes* qu'il faut savoir appliquer à l'hygiène. Ces *potions*, qui dans d'autres cas deviennent des *lotions*, amènent la guérison de beaucoup de maladies dont on avait désespéré, principalement de celles qui ont des rapports, des affinités, et qui tiennent ainsi presque toujours aux mêmes causes.

Le sang.

Le sang est le principe de la vie, il joue le premier rôle dans notre existence; plus ou moins *vicié*, il produit de nombreuses maladies, le scorbut, etc. S'il s'échappe intérieurement ou extérieurement par la rupture naturelle, accidentelle ou chirurgicale de quelque vaisseau, il cause une *hémorrhagie* qu'on cherche trop souvent et infructueusement à arrêter, et alors le sang, par son écoulement incessant, donne la mort.

Quand, par une découverte chimique, on a trouvé à remédier victorieusement à tant de maux, on concevra donc facilement la vertu de ce précieux *spécifique*; on accueillera avec empressement et reconnaissance un moyen assuré pour combattre, terrasser et purifier ce *principe vital*, lorsqu'il devient *accidentellement l'ennemi mortel de* l'homme.

Nous présentons au public, avec une confiance entière et *la certitude d'un succès progressif et prodigieux*, l'*eau hémostatique* et *anti-scorbutique* de M. *P. Brocchieri*; nous croyons fermement rendre un service signalé à l'humanité en étant le *propagateur* d'une découverte aussi utile que *philanthropique*.

La vertu curative du *Balsamelæon* a été constatée par des médecins, des chirurgiens, des docteurs *français*, *italiens*, *anglais*, *allemands*, *russes*, *américains*; par des sociétés savantes; par des particuliers dont le témoignage ne peut être suspecté; et par des expériences publiques faites en *France* et en *Italie*. On trouvera dans les pièces justificatives faisant suite à cet exposé une copie de toutes ces *pièces*, *certificats*, *déclarations* et *procès-verbaux*. On a supprimé toutes les pièces qui faisaient double emploi, parce que cette brochure serait devenue trop volumineuse.

Composition du Balsamelœon. — Effets.

Cette *eau hémostatique* et *anti-scorbutique* n'étant composée qu'avec de simples végétaux et par les seuls principes stat:ques, balsamiques et réfrigérans, et ne dépassant jamais la siccité de deux degrés et demi, ne peut agir comme seul astringent en coagulant la masse du sang. Mais comme le *Balsamelœon* n'est pas styptique, drastique, échauffant, il agit simplement et admirablement sur la *fibrine* du sang, et forme sur les parties lésées du corps humain, sur les blessures et après les opérations chirurgicales, etc., une fausse membrane dure et épaisse, qui permet au sang de circuler sans le refouler à la ramification des veines. Par les mêmes raisons qui précédent, *cette eau* agit comme tonique sur les petits vaisseaux capillaires, empêche l'infiltration de l'air et la concurrence de la chaleur qui pourrait produire inflammation, suppuration et dessèchement; c'est donc une cause plus que suffisante pour qu'elle garantisse de toute hémorrhagie secondaire.

Tonique. — Résultats.

Emploi médical et chirurgical. — Opérations d'essais. — Moyen d'arriver au maximum des opérations réputées impossibles.

Tels sont les motifs qui engagent fortement l'art médical et chirurgical à faire usage du système facultatif et éprouvé de *cette eau.* On doit d'abord l'essayer sur des animaux, en commençant l'opération par les moindres vaisseaux, tels que : *artères faciales, artères jugulaires, artères crurales* et *artères carotides*; par ce moyen progressif on arrivera au *maximum* des opérations chirurgicales réputées impossibles à exécuter sur les *plus grands vaisseaux.*

Hémorrhagies constatées. — Fausse membrane.

En suivant cette sage gradation, l'opérateur pourra observer et constater que l'*hémorrhagie* s'arrête instantanément et que la seule fibrine du sang doit former la fausse membrane qui a besoin d'un certain laps de temps pour se bien consolider. Cette réflexion nous paraît importante pour la médecine et la chirurgie, et devoir conduire à des résultats de la plus haute utilité.

Faits constatés. — 1re Commission.

Ces faits sont constatés par des savans, par des professeurs et, entre autres, par une commission convoquée par des *médecins américains* qui appartenaient à l'hôpital des incurables de Naples. (Voir la pièce n° 8.)

2e Commission.

Aussi ce n'est qu'après des opérations chirurgicales de cette nature, faites et répétées par une autre commission nommée par l'institut

Rapport au roi de Naples, **qui** approuve **l'emploi** de cette eau.

royal de Naples, que *S. M. le roi des Deux-Siciles* a, sur le rapport qui lui en a été fait, approuvé cette *eau hémostatique* dont les propriétés venaient d'être trop évidemment constatées pour pouvoir être contestées à l'avenir.

FAITS A L'APPUI.

Nous croyons nécessaire de placer ici le récit d'un fait avéré à Naples, qui démontre, plus que tous les autres, la supériorité du *Balsamelœon*. On trouvera ce procès-verbal dans l'Appendice de cet écrit. (Pièce n° 4.)

Mouton opéré à Naples.

« On mit un gros mouton sur une table, disent les chirurgiens » du vaisseau *Delware* et de la frégate *Patamor* des États-Unis, on » lui fit au cou une incision de trois pouces de largeur qui mit à » découvert l'artère carotide; on sentit la pulsation, et on s'assura » que c'était *bien la carotide*. Le chirurgien-opérateur ouvrit ladite » artère par une incision oblique. Le sang artériel vint jaillir avec » abondance. Immédiatement de la charpie imbibée dans un liquide » inventé et préparé par M. Brocchieri fut appliquée; le même li- » quide fut versé plusieurs fois sur la charpie qui fut alors soute- » nue par un bandage. L'animal fut mis en liberté, et au bout *de* » *quinze minutes*, à compter du commencement de l'opération et de » l'application du liquide, le bandage et la charpie ayant été ôtés » exposèrent à l'air et à la vue la blessure toute nue. Au grand » étonnement des assistans, l'hémorrhagie avait cessé et on trouva » qu'une fausse membrane de deux lignes d'épaisseur s'était formée » dans cette partie de l'artère en contact avec le liquide Balsame- » lœon. Cette membrane était si belle et si solide qu'on put ru- » dement manier l'artère sans qu'aucune hémorrhagie eût lieu. » On porta l'animal à bord du vaisseau *Delware*, et aucune hémor- » rhagie secondaire ne s'est manifestée, le mouton n'a cessé de se » bien porter. » Avant leur départ du port de Naples, en juin 1835, et après l'expérience constatée par la pièce n. 4, MM. les officiers et médecins américains ayant formé leur opinion sur l'efficacité de l'eau Brocchieri, le prièrent, avec instance, de leur céder toute la provision de ce remède qu'il avait à sa disposition, ce qu'il fit dans l'intérêt de l'art médical.

Ils eurent occasion, pendant une croisière de cinq mois, d'éprouver souvent les effets salutaires du *Balsamelœon*, et lorsque cette *escadre américaine* vint relâcher de nouveau dans la baie de Naples, en novembre 1835, on répéta, sur la demande de ces officiers, les expériences sur un mouton; cela eut lieu dans le palais du prince *Cassaro*, *ministre des affaires étrangères* du royaume. (Voir la pièce n. 8, sous la date du 29 novembre 1835). Leurs instances recommencèrent pour emporter toute l'eau disponible; on y consentit, et depuis lors de nouvelles et fréquentes demandes sont arrivées des Etats-Unis.

Expérience répétée à Marseille sur un chien.

L'expérience que nous venons de citer, faite sur *un mouton* dans le palais du prince de *Cassaro* à Naples, a été répétée en *Italie*. Le docteur en médecine *Gabrielli* a opéré un chien à Marseille. (Voir la pièce n. 11, 12 avril 1837). Ce médecin a fait aussi d'autres expériences importantes dont nous parlerons plus tard. A *Montfaucon* on a éprouvé cette Eau hémostatique sur des *chevaux* (pièces n. 25); *à Paris même*, en 1838, le docteur en chirurgie *Maisonneuve* a fait l'ouverture de l'*artère crurale* sur *deux chiens*, en présence d'un grand nombre d'élèves et de malades. (Pièce n. 14, 1838). Il est inutile de répéter que toutes ces expériences ont été couronnées par les plus grands succès.

à Montfaucon sur des chevaux.

à Paris sur deux chiens.

Ambroise Paré.

Ligature des vaisseaux.

Quand le célèbre *Ambroise Paré*, le premier chirurgien-médecin de quatre rois, mit le premier en usage la ligature des vaisseaux pour arrêter les hémorrhagies, on n'employait, en *France* du moins, que les absorbans ou les astringens simples dont on ne pouvait, au reste, se servir que contre de *légères hémorrhagies*. Leur impuissance dans l'ouverture des grands vaisseaux faisait recourir à l'alun, au vitriol, aux huiles, ou aux eaux styptiques et archastiques; les anciens chirurgiens se servaient même d'huile bouillante, de cautères, de plomb fondu et du fer ardent. Le beau idéal d'une méthode nouvelle contre les hémorrhagies était à leurs yeux un nouveau mode de *brûler*. A cette époque la découverte d'*Ambroise Paré* fit une véritable révolution dans l'art de guérir; celle de M. Brocchieri en prépare une autre bien plus complète et plus importante. De quelle immense utilité ne doit pas être dans les hôpitaux, dans les armées

Vices de l'ancienne méthode.

Révolution dans l'art de guérir.

Utilité de la découverte de M. Pierre Brocchieri.

Hôpitaux, Armées.

de terre et de mer, sur les champs de bataille....! une méthode si prompte, si sûre et si simple, pour arrêter les *hémorrhagies* les plus abondantes! Que de braves soldats sont morts sur le terrain du combat parce qu'un chirurgien n'était pas là pour les panser et arrêter l'écoulement du sang! Avec la découverte anti-hémorrhagique de M. Brocchieri, le *soldat* portera désormais dans sa *giberne* et à côté des paquets de cartouches un *antidote* contre l'hémorrhagie!

Propriété balsamique et anti-scorbutique. — Boutons. — Rougeurs. — Echauffemens, varices, hémorroïdes, etc.

A cette vertu *hémostatique* l'*eau de M. Brocchieri* réunit encore des propriétés éminemment *balsamiques* et *anti-scorbutiques*. Ces qualités la font employer *dans la toilette des dames contre des boutons*, des *rougeurs* et toutes sortes d'*échauffemens*, de *démangeaisons*, provenant de *varices*, d'*hémorroïdes*, etc., etc.

Maladies de la peau. — Flueurs blanches, pertes, ulcères, relâchement de la matrice et de l'utérus.

On a aussi découvert, par hasard, que cette *eau* était le meilleur spécifique contre *les maladies de la peau*, les *flueurs blanches*, les *pertes de sang*, les *ulcères* et toute espèce d'*irritation* ou de *relâchement* de la *matrice* ou de l'*utérus*.

Usage adopté.

Aujourd'hui des médecins distingués de Paris en font une heureuse application surtout contre les *flueurs blanches*, les *ulcères* et les *inflammations*.

Cancer ancéphaloïde, hémorrhagie, inflammation, gangrène.

Améliorations obtenues en peu de jours.

Citons un fait bien remarquable : une jeune personne ayant un *cancer compliqué d'une hémorrhagie continue, avec inflammation et gangrène*, était dans une position tellement désespérée que ses médecins ne lui donnaient pas plus de *quinze heures de vie*. Une consultation entre plusieurs premiers docteurs de la Faculté eut lieu, MM. *Marjolin* et *Boussard* s'y trouvaient; on eut recours, comme dernier remède à tenter, *à l'eau de M. Brocchieri*; le traitement se fit extérieurement et intérieurement. Ces médecins reconnurent, avec une surprise mêlée d'admiration, que la *malade* avait, *en peu de jours*, éprouvé dans sa situation si grave les améliorations suivantes : *l'hémorrhagie arrêtée sans retour, plus d'inflammation, disparition de la gangrène, le cancer reste stationnaire, la plaie se nettoie et revient à son état naturel.*

Qualification donnée à cette eau, par la reconnaissance.

La famille de la demoiselle, ses médecins, qui avaient tous suivi avec la plus grande attention toutes *les phases* de cette maladie si extraordinaire, déclarèrent, *par acclamation*, que le **Balsamelæon** est « *un véritable et puissant destructeur de toute humeur viciée.* »

Nous avons l'espoir que si d'autres accidens ne surviennent pas, cette jeune et si intéressante malade, dont on a prolongé l'existence depuis *cinq mois*, par le traitement de l'eau de M. Brocchieri, *elle* que l'on avait déclarée ne pas devoir vivre *plus de quinze heures!* verra enfin son *cancer ancéphaloide* céder à la puissance de ce *nouveau médicament.*

Quinze heures de vie, prolongées depuis 5 mois par l'eau Brocchieri.

C'est le moment de parler ici *de quelques remèdes liquides* ayant de l'analogie avec l'*eau* de M. Brocchieri, mais qui n'en possèdent ni les qualités, ni les vertus ; remèdes abandonnés déjà ou par la mort de l'inventeur, ou parce que leur inefficacité a été constatée et leur emploi reconnu nuisible dans beaucoup de cas.

Remède de feu Binelli.

Il est perdu.

Nous devons porter en première ligne celui du *docteur Binelli de Naples*, qui se distinguait parmi tous les autres, en signaler les inconvénients, et dire pourquoi il n'est plus usité :

Inconvéniens.

1° Cette eau *Binelli* ne pouvait s'administrer qu'à petites doses.

2° Ce *médecin est mort et il a emporté dans la tombe le secret de la composition de son liquide.*

3° Le gouvernement de Naples lui avait proposé d'acheter très avantageusement son invention ; mais il refusa *de traiter*, parce qu'il comptait en tirer un plus grand parti en *exploitant seul sa découverte.*

4° Appliqué extérieurement, ce liquide produisait souvent de mauvais effets, et on avait reconnu que sa qualité était très échauffante.

5° Le prix de vente était *très-élevé* et, par cette raison, il n'y avait que les gens riches qui pussent se servir de ce remède, dont la classe la plus nombreuse et par conséquent la plus pauvre se trouvait forcément privée.

6° Feu *Binelli* ne pouvait distiller son remède *qu'en très petite quantité*, et sa fabrication, *quoique minime*, n'était praticable que pendant l'été ; par conséquent, ce liquide n'aurait pu avoir une grande extension dans son emploi.

Supériorité en effets, qualités et vertus, de celui de **M. Brocchieri.**

7° Appliquée sur les petites et les grandes blessures, cette eau ne coagulait le sang que faiblement, et n'a jamais eu la vertu d'agir sur la fibrine du sang, ni pu faire former une fausse membrane sur la partie opérée, lésée ou amputée, effets que produit l'eau hémostatique de *M. Brocchieri*. (Voir dans les pièces celle n. 8, qui émane des docteurs en médecine et en chirurgie attachés à l'hôpital des Incurables. Naples, 29 novembre 1855.) — (Voir aussi celle n. 5. Caserte, 14 mai 1855.) Cette pièce constate que l'*eau de M. Brocchieri* peut s'employer intérieurement à grandes doses (6 *et* 16 *onces*), tandis que le remède *Binelli* n'en était pas susceptible, à cause des inconvéniens majeurs qui devaient en résulter.

Choses constatées.

—

Après la mort de *Binelli* et la disparition de son secret, on chercha à faire des imitations et des contrefaçons de cette eau qui avait acquis de la réputation en *Italie*. MM. *Ferrara*, *Monte-Rossi*, *Mecale*, *Pironti*, etc., etc., mirent en émission *dans le monde médical*, et sans succès, ces falsifications plus ou moins heureuses. On en fit des dépôts en *France*, chez M. *Racord*, *à Marseille*, en *Amérique*, à *Philadelphie* aux États-Unis. Les médecins et chirurgiens qui ont signé les pièces et procès-verbaux n°s 5 et 8 avaient déjà fait usage des eaux *Binelli* et de celles qui avaient été produites en imitation de ce remède; et voilà pourquoi, après avoir constaté les résultats obtenus par ces divers remèdes et en avoir bien observé les effets, ils n'hésitèrent pas à donner une supériorité décisive, *sous tous les rapports*, *à l'Eau balsamique* de M. *P. Brocchieri*, et motivèrent leurs opinions dans les pièces sus-énoncées.

Contrefaçon et falsification de l'eau Binelli.

—

Tentative infructueuse en Italie, en France, aux Etats-Unis.

—

Le Balsameloeon l'emporte sur ces imitations dangereuses.

—

Plus tard M. *Monte-Rossi*, qui faisait partie de la société exploitante de l'eau falsifiée *Binelli*, et qui se composait de ce même fabricant *Monte-Rossi*, de *Ferrara*, de *Mecale*, de *Pironti*, etc., etc., ayant échoué dans le débit de ce remède, dont il n'avait pu faire adopter l'usage ni constater les effets salutaires, se décida à livrer à la publicité, dans un ouvrage médical qu'il fit imprimer, *la formule de la composition de ce liquide*. Mais son espérance ne fut pas encore réalisée, elle tourna même contre lui, puisque ceux qui en fabriquèrent constatèrent que *ce liquide offrait des dangers dans son emploi, qu'il*

Publicité de la formule de ce médicament.

—

Inutile.

—

Pourquoi.

—

était inutile dans beaucoup d'autres cas, et que surtout il ne garantissait pas des hémorrhagies secondaires.

On fera observer aussi que cette publicité devint inutile à cause de la *complication* de la *formule* pour la composition de *cette eau*, et malgré *l'énumération minutieuse des plantes et des matières qui* entraient dans sa fabrication; en effet, il s'en trouvait beaucoup de *dangereuses* et de *très coûteuses*; il y en avait aussi *d'exotiques* et de *très chères*; il y figurait *le quinquina, la terre-japonaise, de l'alumine*, etc.: ce qui démontre clairement que l'emploi médical de ces matières devait être dangereux.

Composition, plantes exotiques et matières coûteuses.

—

Le *Balsamelœon* de M. Brocchieri ne se compose que de plantes indigènes, *balsamiques, salutaires et ne contenant aucun principe malfaisant.*

Le Balsamelœon n'est composé que de plantes indigènes et salutaires.

—

Quoique, jusqu'à ce jour, l'application *en France* de *cette eau hémostatique* et *anti-scorbutique* n'ait été encore que fort rare, on a pu déjà cependant constater, entr'autres faits, ceux cités déjà dans cet écrit, ainsi que ceux qui vont être décrits ci-après.

FAITS CONSTATÉS
ET GUÉRISONS.

1° Dartres vives. — Madame la baronne d'A.... avait une *dartre vive* qui lui couvrait toute la partie droite du corps, le bras, la cuisse et la jambe jusqu'au pied. Elle avait fait usage, sans succès, de tous les moyens curatifs connus. La malade ne pouvait plus dormir, elle éprouvait des démangeaisons insupportables, respirait avec peine, enfin la force de la douleur la réduisait au désespoir.

M. *le duc italien Cansano* lui parla de l'eau de M. Brocchieri et de ses effets, il lui conseilla d'en essayer le traitement; il était ami de la maison et Mme d'A.... y consentit. Alors le duc vint prier M. Brocchieri de voir la malade pour la traiter avec son eau : celui-ci le promit, si toutefois le médecin qui soignait cette dame le faisait appeler et ordonnait l'emploi de son remède. M. le docteur Forget lui adressa cette demande. Aussitôt que le traitement, au moyen de l'emploi interne et externe de l'eau, fut commencé, la malade éprouva un soulagement considérable, ce qui lui inspira une telle confiance dans ce médicament, que croyant accélérer sa guérison, elle employa dans une seule nuit la quantité d'eau qui devait suffire pour quatre jours; elle n'en éprouva aucun mal ni accident, et le sommeil revint. Au bout de six jours cette dame était sur pied et pouvait se livrer à toutes ses occupations habituelles; et enfin, dans le *délai de* 50 *à* 60 *jours*, elle était radicalement guérie. Dès lors elle a pu retourner dans le monde, danser, se livrer à tous les plaisirs et faire un voyage en Angleterre. En mars 1859 il y a eu cinq mois que cette guérison a été obtenue. (Voir la pièce n. 22 délivrée par le docteur Forget, médecin en chef du corps des pompiers, rue de la Paix, à Paris.)

Mademoiselle Varé-Tampé, demeurant à Paris, rue de la Bucherie, nos 8 et 12, âgée de 26 ans, était malade depuis plus de huit ans; elle crachait le sang, éprouvait de grands vomissemens, et avait une *gastrite compliquée au dernier degré*; cette demoiselle ne digérait plus, et son état paraissait si désespéré que ses médecins l'avaient abandonnée à la nature. Mademoiselle Varé-Tampé avait entendu parler des effets salutaires de *l'eau de M. Brocchieri*, elle parvint à s'en procurer, et commença d'elle-même le traitement indiqué. Elle en était déjà à la moitié et éprouvait une amélioration sensible dans son état, lorsqu'elle crut devoir parler alors du remède qu'elle employait à M. le *docteur Marjolin*. D'après le compte que la malade lui rendit de sa position du moment, ce médecin, qui connaissait son état précédent, lui dit : *que ce qu'elle avait de mieux à faire était de continuer l'emploi de cette eau Brocchieri* : ce qu'elle fit. Le traitement a été long, mademoiselle Varé-Tampé est guérie, elle se porte bien, et n'a plus éprouvé le moindre accident. (Voir la pièce n° 23.)

2° Crachement de sang, gastrite, vomissemens.

—

Mademoiselle N...., âgée de 20 ans, était malade depuis près de cinq ans; elle ne digérait plus et éprouvait continuellement de grands vomissemens. On ne pouvait assigner une cause réelle à sa maladie, tous les secours de la médecine paraissaient impuissans, *lorsqu'en désespoir de cause* le docteur F. P. se décida à employer l'eau de *M. Brocchieri* et l'administra *en potion*. Le premier effet que ce remède produisit fut de faire rendre par la bouche, à la malade, et au bout de 24 heures, *une quantité de petits animaux vivans* qu'on pourrait classer parmi l'insecte de la plus petite espèce *des grillons*, si ceux dont on parle n'avaient une forme extraordinaire par la conformation des pattes, des nœuds qui les rendent difformes, du poil qui les couvre et des cornes qu'ils portent. Dès lors cette jeune demoiselle recouvra entièrement la santé en continuant le même traitement.

3° Vomissemens.

—

Expulsion du corps, d'animaux vivans, par l'usage de l'eau.

—

Cette guérison a été opérée il y a eu sept mois au commencement de mars 1833.

EXPÉRIENCES FAITES SUR CES ANIMAUX.

4° Les purgatifs n'ont pas d'effets sur sur cet animal monstre.

On prit, avec une pince, un de ces *animaux* monstres, il était vivant. On le soumit à l'épreuve de toutes sortes de purgatifs, pour se rendre compte de l'effet qu'il pouvaient produire; il y résista et vécut plusieurs jours.

5° L'eau conserve un de ces animaux sans en altérer les formes.

Ensuite on plongea dans une petite bouteille d'*eau Brocchieri*, un de ces animaux vivans. Il y mourut promptement et l'on découvrit que le liquide avait une propriété précieuse, celle de conserver les corps sans en altérer les formes.

Depuis plus de huit mois cet animal est conservé dans la même eau, et le petit monstre n'a encore éprouvé aucune dissolution, ni altération dans ses formes.

6° Pulmonie très avancée. Crachemens de sang purulens.

Un officier russe, présentement à Paris rue Duphot, 20, hôtel de Londres, avait une pulmonie très avancée et crachemens de sang même purulens. Ayant invité *M. Brocchieri* à lui envoyer de l'eau dont il est inventeur, et prié aussi ce chimiste de le soumettre au traitement de son médicament, il n'y consentit qu'avec l'approbation du médecin du malade, M. le docteur *Fossati*, demeurant rue du Houssaye. Il eut donc une conférence avec ce médecin, qui traitait cet officier russe par l'emploi des remèdes usités en pareil cas, il y fut décidé qu'on se servirait de l'*eau Brocchieri*. En 24 heures les crachemens du sang cessèrent, en dix jours la fièvre disparut, ainsi que la toux; le malade vit ses forces augmenter, les sueurs cessèrent; il recouvra son appétit, ses joues se colorèrent; il put se lever de son lit, marcher, prendre l'air et sortir. L'on espère que malgré la gravité de la maladie, le mieux se soutiendra et qu'à la fin d'un long traitement il pourra être guéri (dans 15 jours!)

Hémorragies, blessures, etc., dix cas différens.

On trouvera *dans la pièce n° 25* un résumé de plusieurs cas relatifs à des *hémorrhagies*, *blessures*, *expériences sur des animaux amputations, gangrènes, ulcères, extravasion de sang, etc.*

Ces faits sont au nombre *de dix* et donnent des détails nécessaires sur plusieurs articles dont il a été parlé dans cet écrit. On a cru devoir les réunir dans une courte analyse.

Après des expériences répétées pendant plusieurs années, et qui ont toujours été couronnées du plus grand succès, M. Brocchieri, appréciant toute l'importance qu'aurait sa découverte, si l'emploi du *Balsamelæon* en confirmait l'efficacité bien réelle; entraîné par cette considération si puissante et par l'amour de l'humanité, se détermina à faire, *à ses frais*, des envois de *son Eau hémostatique et antiscorbutique* dans plusieurs contrées de l'*Europe* et dans les autres *parties du monde;* il eut soin, en les confiant à des personnes sûres, de leur recommander de faire un *appel* à tous les corps savans et aux facultés de médecine et de chirurgie de ces pays, pour fixer leur attention sérieuse et approfondie sur ce remède nouveau; de les prier de transmettre leurs observations, de recueillier les faits reconnus, et enfin de donner leur avis sur la bonté et les vertus de ce médicament.

Envoi du Balsamelœon.

Appel aux Corps savans, etc.

C'est en effet le moyen le plus efficace pour constater officiellement et incontestablement les propriétés curatives du *Balsamelæon*. Il est juste, il est naturel que celui qui a passé de nombreuses nuits à des opérations chimiques, qui a analysé la vertu des plantes, qui a dépensé des sommes considérables dans ses recherches et qui a consacré des années à perfectionner sa découverte, cherche à recueillir le fruit honorable d'un long et pénible travail, en demandant l'approbation authentique des hommes de l'art et des savans qui se livreront à l'examen réfléchi de cette découverte.

Rome décernait une couronne civique au *soldat* qui sauvait la vie à un *citoyen;* l'*Europe moderne* ne peut se refuser à constater les heureux et prodigieux effets d'un procédé chimique découvert dans les intérêts de l'humanité, et donnera, nous osons l'espérer, son suffrage honorable *au chimiste* qui a compté sur l'approbation publique, comme la plus précieuse récompense de ses travaux.

Déjà, sur des premiers essais de cette *eau* faits tant à *Naples* qu'en *Italie;*

Demandes.

M. l'ex-ministre des finances du Portugal, le baron de Morra, en a fait une demande pour expédier ce liquide précieux à son gouvernement;

Portugal,

M. l'envoyé d'Angleterre *à Naples* en a fait partir pour *Londres*;

Angleterre,

Russie. — M. *Gaëtan-Zir*, propriétaire du grand hôtel de la Victoire, à *Naples*, en a envoyé à *St-Pétersbourg* par l'entremise du ministre de Russie ;

Espagne. — M. le docteur *Fonzy*, Français, en a exporté pour l'*Espagne ;*

Grèce et Turquie. — M. *Jullien, de Paris*, en a fait passer en *Grèce* et en *Turquie ;*

La Havane et le Mexique. — M. *de la Penna Barrocana* en a pris avec lui pour porter à l'île de la *Havane* et au *Mexique;*

Belgique. — M. Joubert, médecin en *Belgique*, ayant fait usage de *cette eau*, en a constaté les heureux effets ; il en a fait une commande. Le succès qu'il a obtenu l'a décidé à nommer ce remède : *médicament merveilleux.*

Ce n'est donc pas ce qu'on appelle, par dérision un *remède de bonne femme*, ni l'une de ces *compositions secrètes* qui se distribuent *clandestinement*, que le *Balsamelœon*, mais c'est une *eau hémostatique et anti-scorbutique* dont on demande l'examen le plus sévère.

Examen par l'Académie royale de médecine. — Dans ce moment, l'Académie royale de médecine vient de nommer une commission spéciale, sur la demande de M. le ministre des travaux publics et du commerce, pour donner son avis sur l'efficacité de ce remède. (Pièce n° 25.)

Expérience publique prochaine. — Bientôt, nous l'espérons, une expérience publique viendra confirmer encore, s'il en était besoin, *sa vertu hémostatique.*

M. *P. Brocchieri* ayant pensé que *ces maladies si terribles, la fièvre-jaune et le vomissement noir*, devaient puiser leur principe *mortel* dans l'inflammation, l'apauvrissement et la corruption du sang, et jugeant que *son eau* a la faculté de purifier le sang ; que l'effet de son remède est aussi de *consolider, fortifier et conserver la fibrine du sang* et de combattre *victorieusement* toute espèce d'inflammation, n'a pas hésité d'envoyer, *à ses dépens*, plusieurs caisses de son *Balsamelœon* à la *Nouvelle-Orléans* et au *Mexique*. Il a prié ses correspondans d'essayer ce remède sur ces maladies si dangereuses.

Envoi à la Nouvelle-Orléans et au Mexique. —

Puisse sa découverte chimique avoir, ainsi qu'il l'espère, la faculté et le pouvoir qu'il lui a reconnus dans son application ! Dès lors, on pourra dire que cette *eau a rendu à la vie des populations nombreuses décimées périodiquement par ces maladies !* Populations qui n'ont encore que des remèdes curatifs peu certains et presque nuls pour conserver l'existence aux malheureux indigènes et étrangers humains atteints régulièrement chaque année par ces fléaux destructeurs.

Expériences sur des hommes et des femmes malades, faites à Marseille.

Nous regrettons bien vivement de ne pouvoir insérer dans cet écrit la relation exacte et circonstanciée des nombreuses expériences faites à Marseille avec l'eau *hémostatique et anti-scorbutique de* M. *Brocchieri*, par M. le docteur *Gabrielli* (que nous avons déjà cité), sur des malades hommes et femmes. L'application du *Balsamelœon* a eu lieu tant antérieurement qu'extérieurement, à la suite d'opérations chirurgicales, d'accidens ou de maladies. Toutes ces importantes observations confirment toutes nos espérances et prévisions; elles ont été rédigées avec soin et consciencieusement par ce médecin. Nous attendons que tous les rapports, *sur l'emploi de l'eau*, nous soient parvenus des divers états de l'*Europe* et *d'Amérique* où le *Balsamelœon* a été envoyé, ainsi que nous l'avons dit, et nous espérons pouvoir les imprimer (par extrait du moins, pour ne pas faire des répétitions inutiles) dans la deuxième édition de cette brochure; nos correspondans nous ayant promis de ne mettre aucun retard dans l'envoi de ces pièces importantes.

Programme des expériences qui vont être faites devant la commission nommée par la Faculté de médecine et de chirurgie.

Maintenant il faut parler du *programme* des expériences qui doivent être faites incessamment devant une commission nommée par la Faculté royale de médecine et de chirurgie, à la demande de M. le ministre du commerce et des travaux publics, pour *examiner, essayer* et *juger* les qualités et les vertus de l'eau *hémostatique de* M. *Brocchieri*. Si le procès verbal, qui sera dressé sur cette séance remarquable, nous est remis à temps et avant la distribution de cette notice, nous l'insérerons, ainsi qu'on doit bien le penser, à la fin des pièces justificatives. (Voir les pièces n° 24 et 26.)

La Faculté royale de médecine et de chirurgie, a nommé, en conséquence, une commission spéciale pour constater les effets hémostatiques de l'eau dont M. Brocchieri est l'inventeur ; c'est en présence de messieurs ces commissaires qu'auront lieu les expériences suivantes :

PROGRAMME.

Observations préliminaires et très importantes sur l'emploi et les EFFETS du BALSAMELOEON.

Observations essentielles.

On trouvera (page 25) de la brochure imprimée sur cette *eau Brocchieri*, le mode d'emploi *extérieur* et *intérieur*; à la page 27, on lira la méthode particulière à certains cas, et dans ce même ouvrage on remarquera aussi la nomenclature des maladies auxquelles on peut l'appliquer.

Mais il est indispensable de répéter ici que *cette eau hémostatique* agit *immédiatement* sur les parties coupées et sur les blessures accidentelles; que son effet est d'arrêter incontinent l'*hémorrhagie* et la sortie du sang de la plaie; mais on fera remarquer qu'il faut attendre *quelques instans* pour que ce remède, quoique très prompt, ait agi *efficacement* sur la *fibrine du sang* afin de lui laisser le temps nécessaire pour la formation de la *fausse membrane* sur les parties lésées, ouvertes ou coupées. Alors la circulation du sang reprend son cours naturel, sans qu'elle puisse avoir un mouvement rétrograde et remonter jusqu'à la ramification des vaisseaux. Cet effet obtenu, il n'y a plus à craindre d'hémorrhagies secondaires.

La pièce *n°* 25 de la brochure résume toutes les opérations chirurgicales répétées plusieurs fois à Paris *sur un mouton gros*, *gras* et *bien portant*; elles ont eu lieu *sur le même animal* dans *cinq séances différentes* et *principales*, et à plusieurs intervalles.

Série des opérations exécutées chez qui et par qui.

Les premières opérations ont été faites : par *le docteur* Fitz-Patrick, rue Neuve-Saint-Georges, n. 14;

Les *secondes* : par le docteur anglais N.-C. Géminige, rue Neuve-des-Mathurins, n° 15.

Les *troisièmes* : chez M. le baron Tourlo, rue Chabrol, n° 42, par le docteur Fitz-Patrick déjà nommé. Ces mêmes expériences furent répétées chez M. *Merisurgo*, *ingénieur* et *architecte*, rue des Champs-

Élysées, nº 7; en présence de M. le docteur *Thirizon*, de M. le duc de *Cansano* et d'autres personnes ;

Les *quatrièmes* ont eu lieu chez M. le marquis *Fuente-Ermosa*, rue de Grenelle-Saint-Germain, nº 20, par MM. les docteurs *Labat*, même rue nº 59 et Fitz-Patrick, aidés par M. Félix *Boudet*, pharmacien, docteur de la Faculté des sciences, rue du Four-Saint-Germain, nº 88, et en présence de plusieurs autres personnes ;

Cinq expériences constatées.

—

Les *cinquièmes* : chez *le même*, par *les mêmes*, et devant une nombreuse société.

Dans toutes ces séances on opéra sur l'artère *faciale*, sur celle *crurale*, *cuisse droite*; sur l'artère *jugulaire du cou à droite*, et enfin sur l'artère *carotide gauche*. On amputa aussi une partie *de la queue du mouton*. Séries d'opérations réputées presque impossibles, jusque là, à faire en même-temps, parce qu'on supposait que l'animal ne pourrait y résister. Il fut constaté que *le mouton* les avait parfaitement subies sans danger pour sa vie, qu'il en est guéri et qu'il est bien portant.

Détails des opérations subies.

—

C'est le même animal qui va subir, *pour la septième fois au moins*, les opérations suivantes :

1º On amputera le reste de la queue ;

2º On ouvrira l'*artère faciale* ;

3º L'*artère crurale* de la cuisse droite ou gauche ;

4º L'*artère jugulaire* ;

Programme de la 6me séance.

—

Il nous semble qu'après la réussite des quatre expériences qui précèdent, on aura une démonstration complète des qualités et de la vertu *hémostatiques* de l'eau Brocchieri, puisqu'il ne s'agit de faire l'application du Balsamelœon que pour des cas de blessures ou amputations *naturelles*, c'est-à-dire pour *tout* ce que pratique habituellement l'art chirurgical.

Cependant, messieurs les opérateurs qui ont fait déjà des essais répétés, et avec succès, de ce remède, ont voulu aller encore plus loin et ajouter aux preuves obtenues de son efficacité la démonstration si dangereuse de l'*ouverture de l'artère carotide !*

On sait que cette opération chirurgicale n'a jamais lieu à cause du danger extrême qu'elle fait courir. En effet, une fois que cette *artère* est ouverte, il suffit de quelques minutes pour l'écoulement de *tout le sang*, et, ce moment arrivé, on est *frappé de mort*.

Peut-on, doit-on, veut-on courir une chance si fatale? Non, sans doute, avec les moyens connus et usités ! Si cet accident terrible arrivait fortuitement, le blessé n'existerait plus avant qu'on ait eu le temps de le secourir et d'appliquer les remèdes employés contre l'hémorragie.

Mais si messieurs les commissaires veulent ou désirent procéder à cette *expérience importante*, ils le pourront, puisque tout sera préparé à l'avance pour la faire et prévenir même tout accident. Des dispositions auront donc eu lieu pour que le *pansement* puisse être très prompt et que tout ce qui sera nécessaire, soit pendant l'opération, soit pour ses suites, *se trouve prêt à point nommé*.

M. *P. Brocchieri*, voulant donner une pleine et entière démonstration de l'*efficacité* et des *vertus* de son *eau hémostatique* non seulement *sur des animaux*, mais encore *sur l'espèce humaine*, faits constatés par un grand nombre de certificats délivrés par des professeurs de différentes nations (Voir aux pièces à l'appui), fera ouvrir, *à lui-même*, quatre vaisseaux et les pansera immédiatement avec son *Balsamelæon*, qui arrêtera l'hémorrhagie et préviendra toute hémorrhagie secondaire. MM. les docteurs *Amussat* et son *collègue*, désignés par l'Académie royale de médecine, seront priés d'y consentir.

Ce résultat obtenu, il semble qu'aucune objection ne peut plus être présentée ;

Conclusion.

Puisqu'on aura prouvé :

1° L'analogie qui existe entre les *hommes* et les *animaux*, pour les opérations chirurgicales ;

2° Que cette *eau* a bien les propriétés *hémostatiques* que l'inventeur lui attribue, ainsi qu'un grand nombre de docteurs et médecins *français*, *italiens*, *anglais*, *américains*, *russes* et *allemands* l'ont assuré par suite de leurs expériences répétées ;

3° Enfin, pour ôter toute crainte qu'on pourrait avoir sur les qualités pernicieuses qu'on penserait devoir attribuer au *Balsame-*

læon, puisqu'on n'en connaît pas la composition, *M. Brocchieri*, son inventeur, boira, *à très grandes doses, de la même eau*, prise dans les *mêmes flacons* que celle qui aura servi aux expériences précitées.

Tous ces faits s'accompliront en présence de la commission nommée par l'Académie royale de médecine, des médecins, docteurs et chirurgiens convoqués pour la séance, et enfin de toutes les autres personnes qui se rendront aux invitations envoyées à domicile. (1)

Préjugés et routine.

Les plus grands *ennemis* des découvertes *industrielles*, *chimiques*, *chirurgicales* et *médicinales* sont la *routine* et les *préjugés*; les vaincre n'est pas chose facile, et il faut une persévérance continuelle pour en venir à bout.

Nouveaux remèdes difficiles à naturaliser.

Les médecins en général n'aiment pas et répugnent même, et cela avec une certaine raison sans doute, à employer les remèdes dont l'expérience n'a pas constaté l'efficacité. Tout médicament dont la formule n'est pas portée dans le *Codex* leur semble une chose dangereuse à mettre en usage.

La science se place au-dessus des préjugés.

Mais la vraie science, la philantropie, l'amour de l'humanité, font fouler aux pieds toutes ces craintes pusillanimes entées sur l'ignorance. L'œil observateur et exercé du savant praticien, ses réflexions profondes, son tact judicieux, ses raisonnemens comparatifs, l'en-

(1) On lit dans la *Gazette des Tribunaux* des 1er et 2 avril 1839, n° 4231 :

« Le médecin *Delavier*, condamné aux travaux forcés à perpétuité par la cour » d'assises de l'*Oise*, a tenté de se suicider (le jour où il a appris le rejet de son » pourvoi) *en s'ouvrant une artère avec une lancette*. Des soins portés immédiatement le ramenèrent à la vie. Hier, 27 mars, il a succombé dans sa prison par suite » de sa blessure. »

Nous ne doutons pas que si l'on avait eu *à Beauvais* de l'*eau hémostatique*, et que l'on en eût fait l'application aussitôt, ainsi qu'on a tenté par d'autres moyens usités d'arrêter l'hémorrhagie, ce condamné n'*eût été sauvé*.

traînent à tout essayer avec prudence et discernement; il finit par vaincre les préjugés et naturaliser l'emploi de beaucoup de choses dédaignées et écartées jusqu'alors, parce que l'expérience ou le hasard n'en avait pas fait reconnaître l'utilité.

Obstacles contre l'inoculation, l'émétique, la vaccine, etc., etc.

Arrêts du parlement.

Préjugés.

N'oublions pas les difficultés sans nombre qu'on a éprouvées, dans la partie la plus *civilisée de l'Europe*, pour introduire l'*inoculation*, l'*émétique*, la *vaccine* même, etc., etc; souvenons-nous des arrêts du parlement de Paris, qui ont proscrit l'usage de certains remèdes précieux! Aujourd'hui encore la *vaccine* (1) est un objet de répugnance pour nombre d'habitans de la campagne.

Maladie de Louis XIV.

Etat désespéré.

En 1665, *Louis XIV* arriva au camp de *Bergues*; le lendemain il tomba malade à *Mardick;* on le transporta aussitôt à *Calais* où ce grand monarque fut bientôt à toute extrémité. *Ses médecins* se trouvèrent *réduits en tremblant* à employer l'*émétique*, remède qu'on ne donnait *en ce temps-là aux particuliers que quand ils étaient dans un état désespéré*, mais dont on n'avait pas encore osé faire l'application sur un *Roi*.

L'émétique lui sauve la vie.

Le prince se voyait mourir *à vingt ans;* il encouragea ses médecins, *prit de l'émétique* et recouvra la santé! Si l'on eût hésité, ce monarque, si puissant *sur la terre*, périssait à la fleur de son âge.

On compte sur les lumières du siècle pour faire constater les vertus et les qualités du Balsamelœon.

Notre siècle est trop avancé, trop éclairé, pour repousser une découverte chimique sans en avoir constaté l'inutilité ou le danger, et nous n'en doutons pas. Nous espérons donc que l'*eau Brocchieri*, si précieuse pour l'humanité, fera connaître promptement ses qualités et ses vertus, et que le *Balsamelœon* prendra son rang parmi les médicamens recommandés aux praticiens.

(1) Une circulaire ministérielle adressée à tous les préfets (en mars 1839) pose des questions très importantes et appelle toute leur attention sur la *vaccine*.

PROPRIÉTÉS ET VERTUS
DU BALSAMELOEON,

EAU

HÉMOSTATIQUE ET ANTI-SCORBUTIQUE.

AINSI QUE CELA A ÉTÉ DIT :

Elle arrête les *hémorrhagies* les plus abondantes provenant de toutes espèce de blessures faites soit par une arme à feu, ou par une arme contendante et même celles qui proviennent d'amputations. Elle calme et cicatrise les plaies chroniques compliquées d'écoulement continu, et même de *gangrène*. Enfin elle guérit toutes sortes d'ulcères dartreuses et scrofuleuses, d'irritations et d'inflammations de la matrice et de l'utérus, ainsi que les brûlures, les rougeurs provenant d'échauffement, les boutons, les coups de soleil, et généralement toutes les maladies de la peau. Emploi extérieur.

Elle arrête les *crachemens de sang* provenant de la rupture de vaisseaux, ainsi que les premières attaques de *phthisie* et s'oppose aux progrès des *pulmonies* même dans les cas de *crachemens purulens*. Elle guérit les maladies de *poitrine*, les ulcères de la gorge et de la colonne pulmonaire; les flueurs blanches, les hémorrhagies *utérines*, les flux de sang à la suite d'accouchement; les *gonorrhées*, les *inflammations* de l'*estomac*, les rhumes de la *vessie*, les irritations des rognons et les *échauffemens* du *foie*. Elle est aussi toute puissante contre Emploi intérieur.

les fluxions, les inflammations et les hémorrhagies *dentaires* et nasales; en un mot, cette eau est excellente contre toute espèce de flux ou écoulement provenant des vaisseaux sanguins ; enfin elle calme les démangeaisons, les *varices*, les *hémorroïdes* et généralement toutes les affections qui ont *pour cause un sang acre et vicié.*

Méthode d'application à l'intérieur.

L'eau hémostatique se prend en doses qui peuvent aller depuis *une once* jusqu'à *une livre* sans danger pour le malade, à cause de l'extrême simplicité de sa composition.

Crachement de sang.

Pour les crachemens de sang on en prendra *une once le matin*, *une à midi et une le soir*. La durée du traitement sera déterminée par le médecin et d'après la gravité du mal. Au besoin, on pourra doubler la dose pour consolider les vaisseaux affaiblis.

En cas d'*hémorrhagie opiniâtre* et continue, on appliquera des compresses imbibées de ladite eau sur la poitrine. Le traitement devra alors se continuer pendant 30 *jours au moins*.

Rhumatisme.

Pour les affections rhumatismales il suffit d'*une once le matin* et *autant le soir*, avec frictions extérieures sur les parties endolories ; la durée du traitement est *de* 60 *jours*.

Phthisie.

Ces mêmes moyens arrêteront les premières attaques de *phthisie*, car les qualités balsamiques et réfrigérantes de cette eau cicatrisent les *ulcères* et les lésions le long de la *colonne pulmonaire.*

Affections de la matrice.

On traitera de la même manière les *hémorrhagies utérines*, les *échauffemens intérieurs*, les *cancers* à la *matrice*, les *gonorrhées*, et les *flueurs blanches*; seulement, dans les trois derniers cas, on fera des *injections* trois fois par jour.

Affections de l'estomac.

Prise à la dose d'*une once*, *matin et soir*, elle guérit les *gastrites*, les *irritations de l'estomac*, et même les *asthmes*; il faudra aussi couvrir la région de l'estomac de compresses imbibées de cette eau.

Affections de la rate.

Enfin, pour l'*affaiblissement* et l'échauffement *de la rate* ou *des ro-*

gnons, ainsi que pour les *rhumes de la vessie*, on emploiera les mêmes moyens.

Dans tous les cas, la guérison doit être complète avant de cesser le traitement.

Régime à suivre pendant le traitement.

Régime.

1° On s'abstiendra de vin, de liqueurs et de tout acide ou échauffans.

2° On pourra boire un peu de vin seulement après *dix jours de traitement.*

3° On renoncera à toute sorte de fruits frais, de crudités, de légumes et de sauces piquantes ou épicées.

A cela près on n'aura rien à changer à ses habitudes.

Méthode d'application extérieure.

Blessures.

Pour arrêter toute *hémorrhagie* provenant de lésion ou rupture des vaisseaux, il suffira d'apposer sur la partie blessée ou fracassée de la charpie imbibée d'eau anti-hémorrhagique, que l'on soutiendra par une compresse ou un bandage même si l'on veut ; on aura soin d'humecter, à plusieurs reprises, la compresse et la charpie, et en fort peu de temps l'hémorrhagie s'arrêtera sans qu'il y ait à craindre inflammation ou suppuration.

Amputations.

Dans le cas d'amputation, on prend une quantité suffisante de charpie, et après l'avoir imbibée *de ladite eau*, on l'appliquera sur la partie blessée par un bandage ou une compresse que l'on aura soin de tenir humectée du même liquide. On laissera l'apparei l'espace de temps que décidera le chirurgien.

Cette méthode suffit pour toutes espèces de blessures cutanées et d'opérations chirurgicales, soit amputations ou bien ouvertures des tumeurs et de vaisseaux. Par l'application de l'eau, le sang s'arrête à l'instant.

En employant ce moyen, le chirurgien, en facilitant son opération, diminuera aussi les atroces douleurs du patient.

Méthode particulière à certains cas.

Affectations vénériennes et scorbutiques.

Pour calmer toutes les affections *cutanées* provenant de principes vénériens et scorbutiques, telles que *cancer* avec *hémorrhagie*, inflammation, soit même compliqué de *gangrène*, plaies scorbutiques avec irritation, dartres, scrofules, boutons de toutes espèces purulens ou non, *ulcères*, etc., etc., etc.

On applique, sur toutes les parties affectées, de la charpie imbibée de cette eau anti-hémorragico-scorbutique; on aura soin d'humecter fréquemment l'appareil avec le même liquide; mais deux pansemens suffiront par jour, à moins pourtant que le médecin n'en juge autrement.

Affections dentaires.

Pour les *échauffemens*, les *fluxions*, les *ulcères*, enfin pour toutes les affections des gencives et des dents, il suffira de *3 ou 4 gargarismes par jour*, en ayant soin de garder quelque temps l'eau dans la bouche.

Brûlures, boutons, rougeurs.

Pour les rougeurs, échauffemens, brûlures du feu ou du soleil, etc., etc., l'application de la charpie imbibée fréquemment sera suffisante.

Autres maladies de la peau.

Il faudra employer le même traitement pour toutes les autres maladies de la peau. On range dans cette classe tout ce qui a *un principe dartreux, les rougeurs, taches de toutes espèces, érysipèles, échauffemens, couleurs couperosées, démangeaisons sur le corps*, et surtout *aux yeux*, etc., etc.

Beauté de la peau.

Indépendamment de *ces cas précités*, il est nécessaire de parler de ce qui a rapport à la beauté générale *de la peau*, à la manière de la bien conserver, ou de la rétablir si elle a perdu de son éclat et de sa fraîcheur.

Le *Balsamelœon* contient des parties *balsamiques* et *réfrigérantes;* ainsi l'application de cette *Eau*, par *lotions* et par des compresses, produit l'effet d'ouvrir les *pores de la peau*, de *pénétrer* dans les parties malades du corps, d'en *expulser les humeurs intérieures*, sans produire ni *inflammations*, ni *enflures*, ni *suppurations*. Bien loin de répercuter les humeurs, le Balsamelœn les expulse du corps.

Qualités balsamique et réfrigérante.

Son emploi en *lotions* enlève la *rudesses* ou l'*âpreté* de la *peau*, l'*adoucit*, lui rend sa couleur *naturelle* et *primitive*, la *lave* entièrement de toutes ces *protubérances* ou *saletés* qu'un vice sanguin aurait pu y former. Cette qualité essentielle lui donne un prix tout particulier et précieux en ce qui concerne *la toilette secrète des dames*. En effet, cette *Eau raffermit* les *chairs*, leur enlève toute *irritation*, extirpe l'*âcreté du sang*, et fait disparaître tout échauffement.

Emploi sur la peau.

Toilette secrète des dames.

Telles sont les méthodes d'emploi du *Balsamelœon*. En suivant les instructions données, on pourra guérir toutes les *affections*, *démangeaisons*, *inflammations*, etc., etc., qui proviennent de l'*âcreté du sang* ou *des humeurs*.

Acreté du sang et des humeurs.

PIÈCES JUSTIFICATIVES,

CERTIFICATS, PROCÈS-VERBAUX,

ET FAITS A L'APPUI.

Copie traduite de l'original italien.

Nous tous, soussignés, lieutenant-colonel au service de S. M. l'empereur de toutes les Russies, et docteurs en médecine et chirurgie, déclarons qu'après diverses expériences faites et répétées à plusieurs reprises, nous avons constaté que l'*eau balsamique anti-hémorrhagico-scorbutique* de l'invention de M. Brocchieri est un remède excellent pour arrêter sur-le-champ l'écoulement du sang. N° 1.

Naples, le 26 novembre 1836.

Signé : ROBERT DE TOLL, lieutenant-colonel au service de la Russie; LUIGI GIAVANNOLA; docteur ANT. GRILLENSON; FIERS, docteur.

Copie traduite de l'original italien.

Nous soussignés, docteurs en médecine et chirurgie, certifions que le 13 mai 1835, nous nous sommes transportés à Caserte, dans l'endroit dit *Vaccaria*, pour constater la vertu stagnotique d'une eau de l'invention de M. Brocchieri. Dans ce but, on prit un agneau âgé de 3 ans, *auquel on ouvrit l'artère carotide*, d'où l'on vit jaillir le sang à gros bouillons; aussitôt on appliqua sur la blessure de la charpie imbibée dans ladite eau, laquelle empêcha, *en très eu de temps*, l'écoulement du sang, et l'agneau se mit *à marcher et à manger de l'herbe.* N° 2.

On a délivré le présent certificat à la demande de l'intéressé et en foi de la vérité.

Caserte, le 13 mai 1835.

Signé : GABRIOLLE DEL PRETE, médecin-chirurgien de l'hôpital militaire de Capoue; JACQUES-FALCONIERI, chirurgiende l'hôpital de Capoue.

Copie traduite de l'original italien.

N° 3.

Je soussigné, certifie avoir été présent à l'expérience faite sur un mouton auquel *on a coupé la carotide droite* pour prouver les effets *stagnotiques* d'une eau qui succède à celle *si célèbre de Binelli* et fabriqué à *Caserte* par *M. Pierre Brocchieri*. La réussite de l'expérience a été telle quà peine a-t-on eu appliqué la charpie imbibée dans l'eau en question, que l'*hémorragie s'est arrêtée* d'une manière surprenante ; et l'animal, survivaut à l'opération, a pu même courir et manger de l'herbe. J'atteste aussi avoir employé la susdite eau stagnotique pour les blessures *cutanées*, et toujours avec succès. *Je me fais donc un devoir de la recommander comme succédant à l'eau de Binelli qui est bien connue*, et parce qu'elle *peut aussi s'employer intérieuremnt jusqu'à la dose de six onces dune livre, à cause des effets salutaires des ingrédiens qui le composent.*

En l'honneur de la vérité, je délivre et je signe le présent.

Caserte, le 14 mai 1835.

Signé: Docteur VINCENT GAIMARE, chirurgien au deuxième lanciers.

Copie traduite de l'original anglais.

N° 4.

E.-U. Vaisseau de ligne *Delaware* des Etats-Unis d'Amérique. — Commandant : don J. Palterson.

Baie de Naples, 17 juin 1835.

Les soussignés certifient que, dans la matinée du 16 *juin courant*, réunis à plusieurs autres personnes, au palais de M. le prince de *Cassaro*, ministre des affaires étrangères, et étant dans l'appartement de M. le marquis *Dragonetti*, et en sa présence, ils ont été témoins de l'expérience ci-après :

On mit un gros mouton sur une table et on lui fit une incision de trois pouces le long de l'artère *carotide*, qui fut tirée de son état naturel et exposée aux yeux de tous les assistans.

On sentit la pulsation, et on s'assura complètement que c'était *la carotide*. *Sur demande* faite à l'instant, le chirurgien opérateur ouvrit ladite *artère* par une incision oblique; le sang artériel jaillit en abondance. On appliqua immédiatement de la charpie imbibée dans un liquide découvert et préparé par *M. Pierre Brocchieri*; le même liquide fut versé plusieurs fois sur la charpie qui fut alors soutenue par un bandage. L'animal fut mis en liberté, et au bout de *quinze minutes*, à compter du commencement de l'opération et de l'application de la charpie, on ôta le bandage et la charpie, exposant la blessure toute nue à l'air et à la vue des assistans. A la surprise générale, l'hémorrhagie était arrêtée. Alors on examina l'artère et on trouva qu'une *fausse membrane de deux lignes d'épaisseur* s'était formée dans cet endroit de l'artère en contact avec le liquide. Cette membrane était si belle et si solide, que malgré *la rudesse* avec laquelle *on mania l'artère, aucune hémorrhagie n'eut lieu*. On porta l'animal, deux heures après l'opération, à bord du *vaisseau Delaware* des Etats-Unis, où il a été libre et à l'abri de toute *hémorrhagie secondaire*.

Signé : Georges Serrill, chirurgien de la frégate Potamor des Etats-Unis; P. C. Barrabino, chirurgien du vaisseau Delaware.

Consulat des Etats-Unis d'Amérique, à Naples.

Je certifie que les signatures ci-dessus sont effectivement celles de Georges Serrill, chirurgien de la frégate *Potamor* des Etats-Unis, et de P. B. Barrabino, chirurgien du vaisseau *Delaware*, lorsqu'ils étaient dans cette baie.

J'ai délivré le présent écrit de ma propre main et avec le sceau du consulat, à Naples, le 11 août 1837.

Signé : Alexis Hammell, consul des Etats-Unis.

Copie traduite de l'original italien.

Le soussigné, docteur en médecine et chirurgie, certifie qu'ayant dans la présente année exécuté au lieu dit *Banco Tavoliere*, sis place *Trinita-maggiore* de cette capitale, différentes expériences, à diverses reprises, pour constater les propriétés de l'eau balsamique artérielle de l'*invention de M. Brochieri de Caserte*, lesdites expériences ont eu un plein succès. Une fois surtout ayant incisé, selon les règles de l'art, les *artères carotides d'un gros mouton*, et y ayant appliqué de la charpie bien imbibée de ladite eau, l'*hémorrhagie s'est arrêtée immédiatement*; et quoique la charpie fût arrachée avec violence, le sang ne parut plus sur les blessures, à la surprise de toute l'assemblée, dans laquelle se trouvaient des professeurs sanitaires de la marine des Etats-Unis N° 5.

d'Amérique. Les moutons, à peine délivrés du pansement, commencèrent à manger avec la plus grande avidité; j'ai donc toute certitude *que l'eau en question est très utile dans les hémorrhagies actives et passives*, comme j'ai eu l'occasion de le pratiquer.

Pour la vérité, et sur mon honneur et conscience, j'ai délivré le présent certificat appuyé de ma signature.

Naples, le 1er octobre 1835.

Signé : FÉLIX GIANNATTASIO, docteur en médecine.

Copie traduite de l'original anglais.

Naples, 4 octobre 1835.

N° 6. Nous, soussignés, certifions avoir répété plusieurs fois, et chaque fois avec succès, les expériences qui ont été faites en notre présence par *M. Brocchieri*, avec son liquide styptique dans le mois de mai dernier, et nous avons certifié ces faits.

Signé : GEORGES SERRILL, chirurgien du *Potamor;*
P. C. BARRABINO, chirurgien du *Delaware*, vaisseau des Etat-Unis.

Consulat des Etats-Unis.

Je dois certifier que les signatures ci-dessus sont effectivement celles de Georges Serrill, chirurgien de la frégate *Potamor* des Etats-Unis, et de P. C. Barrabino, chirurgien du vaisseau *Delaware*, lorsqu'il étaient dans cette baie.

J'ai délivré le présent écrit de ma propre main et avec le sceau du consulat, le 11 août 1837.

Signé : ALEXIS HAMMEL, consul des Etats-Unis.

Copie traduite de l'original italien.

N° 7. Moi, docteur en médecine, certifie que le 18 octobre dernier, je fus appelé par M. Leucio, *Padula S. Leucio*, pour me transporter dans le bois supérieur du *Royal-Site de Portici*. Arrivé là, je trouvais M. le *prêtre*, fils dudit M. *Leucio*, presque épuisé par une *hémorrhagie* habituelle du nez, qu'il éprouvait depuis plusieurs jours; pour parer à un si grave accident, *connaissant les effets étonnans que l'eau de M. Brocchieri produit toujours en pareil cas*, je voulus l'essayer en semblable circonstance. Je l'employai immédiatement en la faisant boire au malade, à la dose de *six onces* en une seule fois; je fis en même temps appliquer des tampons de charpie imbibée de ladite eau dans les cavités des narines; je vis le sang s'arrêter sur le champ, c'est alors que je fis prendre à cet abbé *six autres onces* de la même eau, et je vis avec un étonnement mêlé de satisfaction que l'épistaxis avait entièrement cessé, ainsi que je l'avais éprouvé sur plusieurs autres personnes ; enfin j'ai constamment observé que l'eau stagnotique du *célèbre M. Brocchieri* est un remède *spécifique* pour tout *flux sanguin*, et que de plus prise à forte dose, excédante, elle ne porte aucun préjudice à celui qui l'emploie.

Témoin des faits, je lui ai délivré le présent certificat.

Naples, le 26 octobre 1835.

Signé : VINCENT-TEDESCHI, docteur.

Copie traduite de l'original italien.

Sur l'invitation de M. Pierre Brocchieri, faite le 16 *juillet* 1835, pour essayer une eau stagnotique de son invention, je me suis transporté dans ce but au pa- N° 8.
lais *du prince Cassaro*, où nous avons trouvé un mouton âgé de *quatre ans*, et en présence des professeurs médecins américains et de MM. *Folinéa*, *Foderaro*, *Gonfale*, *Raccioppi*, *Cassola*, soussignés, nous avons fait l'expérience suivante :

Nous posâmes le mouton sur une table ; nous découvrîmes l'artère carotide droite *l'espace de trois doigts transversaux* ; nous y fîmes un incision longitudinale de sept à huit lignes, et, pendant que le sang jaillissait, ladite eau a été employée et nous avons même ajouté de la charpie imbibée de la même eau. Au moment même nous n'avons plus vu de sang ; néanmoins nous avons appliqué un léger bandage circulaire qui fut ôté au bout de *dix minutes*. On ôta de même la charpie qui s'était fortement attachée. On ne vit pas seulement une goutte de sang couler ; au contraire, ayant examiné et touché avec les mains les lèvres des blessures externes, nous avons observé des pseudo-membranes dures et épaisses qui étaient nées tant sur la blessure de l'artère que sur le trajet des lèvres. Quoique l'on maniât brusquement, on ne vit point la moindre trace d'hémorragie. C'est alors que nous avons rapproché et réuni les bouts de *la peau* et abandonné l'animal à lui-même. Nous l'avons fait manger, ce qu'il a librement exécuté ; ensuite il a été transporté sur le vaisseau américain, où l'on vit la blessure guérie complètement et sans secours.

D'une telle expérience on doit conclure : *que l'eau de M. Brocchieri offre plus d'avantage que celles qui nous ont été proposées jusqu'à ce jour*, et *cela parce qu'elle arrête sur-le-champ l'hémorragie*, *et produit des pseudo-membranes si épaisses et si fortes que*, *pour trouver encore une fois l'artère*, *il est nécessaire d'employer le couteau.*

En foi de la vérité nous avons délivré le présent certificat signé par nous.

Naples, le 29 novembre 1835.

Signés : **Filippo Cassola**, chimiste professeur; **Rosario Gionfale**, **Antonio Raccioppi**, **Raffaele Folinea**, **Francesco Foderaro**, docteurs en médecine de l'hôpital des Incurables.

Copie traduite de l'original italien.

N° 9. Je soussigné, docteur en médecine, certifie que madame *Portalupi* se trouvant affligée, dans l'orifice externe de l'*utérus*, de petits *bernoccolis* qui lui causaient depuis deux mois une hémorrhagie violente et continue, et employant à cet objet l'eau *balsamiquo angio-styptique de M. P. Brocchieri* qui, par sa propriété styptique restreint les vaisseaux et facilite la coagulation du sang, ladite hémorrhagie s'est arrêtée immédiatement, et, en foi de la vérité, j'ai fait le présent écrit de ma propre main.

Naples, 28 janvier 1837.

Signé : **Pascal Cortese.**

Copie traduite de l'original italien.

Monsieur Pierre Brocchieri,

N° 10. Votre eau balsamique fait maintenant des prodiges, Madame en obtient de l'amélioration, J'ai fait lire la lettre que vous m'avez écrite à M. le commissaire, qui a été bien touché de votre philantropie, et il a conçu de vous la plus haute opinion. Lui et moi nous vous renvoyons votre bouteille vide, afin que vous ayez la bonté de la remplir de la même eau. Je ne vous dis rien par rapport à votre peine, vous vous êtes engagé à guérir Madame, et vous n'avez à attendre qu'une couronne de laurier qu'on va vous préparer. Recevez mes complimens et je vous prie de m'écrire.

Votre affectionné,

Signé : **Raphael Starace.**

Naples, le 16 février 1837.

N° 11. Ayant eu l'honneur de faire la connaissance du sieur Ferdinand Fernandez porteur d'une eau anti-hémorrhagique qu'il souhaitait me faire connaître, inventée par le sieur *Pierre Brocchieri, Italien*, recommandable par ses talens; sur son invitation je me rendis chez lui, et en présence de plusieurs individus, je pratiquai sur *un chien*, à la région du *cou* près de *l'articulation de la mâchoire inférieure*, une incision qui mit à découvert la *carotide primitive;* le sang coula en abondance après la lésion de l'artère. Nous fîmes aussitôt l'application de la charpie imbibée de ladite eau, et je vis, avec surprise, l'hémorrhagie s'arrêter *en deux minutes*. Deux jours après le chien était en guérison.

J'ai délivré au S. Fernandez le présent certificat qu'il m'a demandé.

Signé : Gabrielli, docteur en médecine.

Marseille, le 14 avril 1837.

Je soussigné, docteur en médecine, certifie ce qui suit: N° 12.

Le 27 avril courant je me suis rendu chez M. *Fernandez*, rue du jeune Anacharsis, 10, pour me joindre aux personnes qui devaient faire une expérience *sur un chien*, à l'effet de constater les propriétés de l'eau anti-hémorrhagique de M. Pierre Briocchieri, dont M. Fernandez est porteur. L'expérience fut faite de la manière suivante :

Une incision longitudinale fut d'abord pratiquée au cou d'un chien. La veine jugulaire, mise à nu, fut coupée transversalement, et on appliqua dessus de la charpie imbibée avec de l'eau anti-hémorragique: deux minutes après l'hémorragie veineuse était arrêtée.

Une autre incision transversale fut pratiquée à la partie inférieure du cou du même animal et du même côté que la première; l'artère carotide primitive mise à nu fut coupée transversalement, et l'hémorrhagie artérielle qui en résulta, fut arrêtée quelques minutes après l'application de l'eau en question.

Les procédés opératoires étaient exécutés sans méthodes; les incisions longitudinales, puis transversales, n'ont épargné ni muscles, ni vaisseaux; elles ont été portées jusqu'aux *vertèbres cervicales*, et malgré ce délabrement excessif de la plaie, l'animal, qui avait perdu beaucoup de sang, a survécu à cette opération, et aujourd'hui, huitième jour, il fait espérer, traité par l'eau anti-hémorragique, d'être conservé à la vie, et attester *par là* le pouvoir médical anti-hémorragique de l'eau dont il s'agit.

Fait à Marseille, le 4 mai 1837.

Signé : Ostronsni, docteur-médecin.

Vu par nous, maire de Marseille, pour légalisation de la signature de M. Ostronsni, apposée ci-dessus.

En l'Hôtel-de-Ville, le 5 mai 1837.

Signé : C. Demayer.

N° 13. Je soussigné, docteur en médecine, certifie que l'eau anti-hémorragique du sieur *Pierre Brocchieri*, et dont le sieur Fernandez est porteur, nous a servi à faire, *avec trois de mes collègues*, diverses expériences sur un *chien*, lesquelles tendent à justifier le titre que porte cette eau, si toutefois elles peuvent avoir chez l'homme les mêmes résultats. Ces expériences ont été faites ainsi qu'il suit :

Une incision de quatre pouces ayant été pratiquée le long du bord antérieur du muscle *sterno-cleido-mastoidien* et mis à découvert la jugulaire externe qui a été coupée en deux et a fourni une hémorragie abondante, laquelle a cessé, en moins de deux minutes, par l'application d'un plumasseau de charpie imbibée d'eau anti-hémorragique. Une seconde incision transversale et profonde ayant été faite à la partie inférieure du cou de l'animal, a divisé tous les muscles de cette région et la jugulaire interne, dont l'hémorragie a été arrêtée en cinq minutes, par le même moyen. L'animal avait perdu presque tout son sang, lorsque la carotide primitive a été incisée ; néanmoins cette artère a fourni encore une hémorragie assez forte pour nous permettre de continuer nos expériences : l'eau anti-hémorragique a été appliquée de la même manière et avec le même succès que dans les deux premiers cas. L'animal, qui avait perdu presque toutes ses forces, et que nous avons laissé presque sans vie, a repris peu à peu de la vigueur. Je l'ai vu le septième jour après l'expérience, et tout porte à croire qu'il ne succombe point à cette grave opération.

En foi de quoi, j'ai délivré le présent certificat.

A Marseille, le 25 mai 1837.

Signé : Barry, docteur médecin.

Vu par nous, Maire de Marseille, pour légalisation de la signature de M. le docteur Barry, apposée ci-dessus.

En l'Hôtel de Ville, le 5 mai 1835.

Signé : C. Demayer.

N° 14. QUATRIEME DIVISION.

ADMINISTRATION GÉNÉRALE DES HOSPICES ET SECOURS A DOMICILE, DE PARIS.

Je soussigné, docteur en chirurgie, certifie que *deux chiens* auxquels j'avais ouvert l'artère *crurale* ont été traités pendant quelques minutes à l'aide d'un tampon de charpie imbibée d'eau anti-hémorrhagique, dont M. Brocchieri fait un secret, et que l'hémorrhagie s'est arrêtée sous l'influence de ce tampon soutenu du reste par une compression assez forte à l'aide de la main, pendant huit à dix minutes.

(1838., Signé : Maisonneuve.

Moi soussigné, chirurgien dentiste de la Faculté de Paris, de la cour impériale de Russie, et du roi d'Espagne, certifie avoir employé dans ma pratique l'eau balsamique anti-hémorrhagique de M. Pierre Brocchieri; j'ai trouvé ce remède supérieur à tous les autres qui ont été employés jusqu'à ce jour, non seulement pour arrêter les hémorrhagies qui souvent surviennent après l'extraction des dents, mais encore pour rétablir dans un parfait état les gencives fongueuses et sanguinolentes, et cette guérison s'opère en très peu de temps. En foi de quoi je délivre le présent certificat. N° 15.

Paris, le 31 mai 1838.

Signé : FONZI.
12, rue Taitbout.

Copie traduite de l'original anglais.

Paris, le 25 septembre 1838. N° 16.

La présente est pour certifier que j'ai assisté aujourd'hui à une expérience dont le but est d'éprouver un liquide efficace pour arrêter le sang. L'artère *d'un mouton* bien portant fut ouverte, le sang artériel jaillit violemment et avec abondance. Le liquide anti-hémorrhagique de M. Brocchieri fut appliqué à l'orifice entr'ouvert de l'artère. Le sang s'arrêta sur-le-champ, et en dix minutes environ la blessure était parfaitement refermée, l'animal fut mis en liberté, et continua ses fonctions sans inconvénient.

Je regarde cette découverte comme tellement importante que je ne puis hésiter à seconder de tous mes vœux et de tous mes efforts l'application de cette importante préparation, qui dans une foule des circonstances sera de la dernière utilité aux personnes accidentellement blessées, et surtout dans les cas où l'on applique des sangsues aux enfans et aux personnes de faible constitution.

Signé : N. C. GEMINIGE, D.-M.
15, rue Neuve-des-Mathurins.

Madame Barrelle-Martigny, boulevard Montmartre, 14, auteur de la méthode d'ortho-callisthénie, pour le redressement de la taille,. sans appareil n corset, était très souffrante d'une perte de sang ; cette dame fit parvenir à sa mère trois flacons de l'eau Brocchieri, en lui ordonnant seulement d'en boire mitigée avec de l'eau : aujourd'hui elle est en parfaite santé. N° 17.

N° 18. *Copie traduite de l'original italien.*

Monsieur Brocchieri,

Je viens vous déranger de bonne heure pour vous prier de me faire la faveur d'un peu de votre *admirable Eau curative* ; ma femme a épuisé celle qu'elle avait et attend, avec impatience, sa potion journalière.

Recevez, avec les plus cordiales salutations, l'assurance de notre sincère et commune reconnaissance pour *l'inappréciable bienfait de la santé que vous nous avez rendue.*

Signé : Baron D'ASDA.
Rue Taitbout, 31.

Paris, le 15 octobre 1838.

N° 19.

Paris, 6 décembre 1838.

Mon cher M. Broschieri,

Je vous renvoie *vides* les bouteilles de votre *excellente Eau balsamique*; c'est avec plaisir que j'accepte l'offre de m'envoyer une quantité de bouteilles de la même Eau pour mon usage. Puisque je me suis bien trouvé de celle que j'ai bue jusqu'ici, j'espère qu'en continuant à en prendre, cette Eau balsamique [apportera quelque soulagement aux douleurs rhumatismales auxquelles je suis sujet.

Mais je ne puis accepter qu'à la condition que vous m'enverrez la note de ce que je vous dois pour les bouteilles que j'ai déjà employées.

Votre serviteur dévoué,
Général BAUDRAND,
Aide-de-camp de S. M. le Roi des Français, grand-maître de la maison de M. le duc d'Orléans.

9, rue Saint-Florentin.

N° 20.

Dimanche, 16 décembre 1828.

Monsieur Brocchieri,

Je crois bien que vous avez apporté chez moi le remède à toutes mes douleurs. Je vous devrai le soulagement de ma vie.

Mais mon mal est tenace, et comme il faut renouveller souvent, très souvent, les pansemens et les injections, je vois avec douleur la bouteille d'*Eau miraculeuse* diminuer à chaque moment. Il faut donc que vous ayez l'extrême bonté de m'en envoyer une seconde bouteille pareille. Seulement il faut absolument que cette fois vous m'en disiez le prix, autrement vous me forceriez à renoncer à ce qui va me rendre l'existence.

Je compte sur votre bon cœur pour me rendre ce nouveau service dès que vous le pourrez.

Hier, dans le moment où j'ai l'habitude de souffrir le plus, une application de la *miraculeuse Eau* m'a laissé la partie malade dans l'engourdissement, mais sans douleur. Ce matin, je vais bien, très bien même. C'est à ce point que le médecin qui est venu me voir et qui m'a visité a été tout surpris; ce n'est pas étonnant, il ne connaissait pas le secret.

En vous demandant, monsieur, cette nouvelle preuve de bienveillance, recevez mes remerciemens et mes félicitations sur une découverte qui est un des plus grands bienfaits de l'*humanité*. Ma plume, je l'espère, saura ensuite rendre compte comme il faut, et comme il convient de le faire, à un homme reconnaissant du plus grand des services. Les journaux, même ceux de médecine, en parleront. Vous verrez.

Signé : W. TIRAZ.

Le docteur en médecine soussigné, officier de la Légion-d'Honneur et de l'ordre de Léopold, membre correspondant de plusieurs sociétés savantes, médecin en chef du corps de sapeurs-pompiers de la ville de Paris, etc., témoin des bons effets de l'eau balsamique de M. Brocchieri, se plaît à certifier que Mme la *baronne d'****, atteinte depuis environ quatre mois d'une dartre pustuleuse, d'une grande étendue, a eu recours, en désespoir de cause, à ce médicament dont l'effet immédiat a été de faire cesser les intolérables démangeaisons qui compliquent cette affection, et qu'aujourd'hui, après un mois de traitement, l'état des parties est tel qu'il y a lieu d'espérer une guérison radicale. N° 21.

Paris, le 16 décembre 1838.

Signé : FORGET.

Rue de la Paix, caserne des pompiers.

NOTA. — Résumé de beaucoup d'observations, lettres, certificats et procès-verbaux faits par un grand nombre de docteurs MÉDECINS de DIFFÉRENTES NATIONS, SUR L'EAU de M. Brocchieri.

CAS D'HÉMORRAGIES, BLESSURES, ETC., ETC.

Nº 24. 1° M. le docteur *Fitz-Patrick*, demeurant rue Neuve-Saint-Georges, 14, a fait usage de cette eau dans plusieurs cas, tels que saignées et hémorragies de sangsues, etc., etc.

2° M. le docteur *Labat*, rue de Grenelle-Saint-Germain, n. 59; M. le marquis *Fuente-Ermosa*, rue de Grenelle-Saint-Germain, n. 20; M. *Félix Boudet*, pharmacien, docteur de la Faculté des sciences, rue du Four-Saint-Germain, n. 88, et M. *le docteur Fitz-Patrick*, ont *expérimenté cette eau dans plusieurs cas*, sur des *femmes*, des *hommes* et des *enfans*, etc., en la présence de M. Brocchieri, *à Montfaucon*: ils ont fait, sur un *cheval*, de profondes blessures à la cuisse droite, ont ouvert les *veines crurales*, *jugulaires*, et autres artères du *cou* et de la *face*, et toutes les veines de la cuisse droite. En employant *cette eau*, ces messieurs ont arrêté les abondantes *hémorragies* produites par l'ouverture des vaisseaux et les blessures profondes, et les ont parfaitement séchées sans la moindre apparence de sang. Toutes les personnes présentes à cette expérience furent étonnées de ce résultat aussi prompt. Ces mêmes *docteurs*, et M. le marquis *Fuente-Ermosa*, voulurent aussi répéter cette expérience sur *un mouton bien gros et bien portant*, et l'expérience fut faite chez M. *le marquis*. On ouvrit la *carotide droite*, la *jugulaire* et les *veines de la face*, la *veine curale*; on fit l'amputation *de la queue*, etc. Les blessures furent parfaitement guéries et l'hémorragie arrêtée. Les mêmes opérations furent répétées pendant *trois jours de suite* sur cet animal: le *mouton* fut parfaitement guéri, et il vit encore. Toute cette série d'opérations fut exécutée aux *mois de juillet et août* 1838.

M. le baron *Tourlo*, *rue Chabrol, n.* 42, fit répéter l'expérience chez M. *Mercsurgo*, architecte-ingénieur, rue des Champs-Élysées, n. 7, en présence du docteur *Thirison*, de M. le *duc de Canzano*, etc., etc. M. le docteur *Fitz-Patrick* fit l'expérience *sur le mouton*, et en obtint le même résultat par la simple application de la charpie imbibée d'eau hémostatique.

3° M. Fonzi, dentiste, rue *Taitbout*, 12, a arrêté une hémorragie survenue à la mâchoire supérieure, et une autre à la mâchoire inférieure, à Mme N.... âgée de 32 ans; cette hémorragie continuait depuis quelques jours. Le même docteur, avec cette même eau, a arrêté une hémorragie produite par l'application de sangsues.

4° Mme Barret, boulevard Montmartre, 14, a arrêté une forte hémorragie *utérine* par continuation, en prenant l'eau intérieurement matin et soir, et par des injections.

5° M. *Fiot,* ancien magistrat et ex-député, rue d'Amsterdam, n. 2, a guéri: 1. une forte *hémorrhagie* et *crachement de sang* en employant cette Eau intérieurement matin et soir; 2. une *hémorrhagie* par continuation produite par des blessures avec inflammation; 3. une hémorrhagie qui s'était déclarée depuis 5 mois sur une jeune personne, la gangrène même existait.

6° M. *Pebrere* a arrêté une *hémorrhagie* produite par un ulcère à la matrice, la malade est *une dame anglaise,* demeurant rue Chaussée-d'Antin, n. 21.

7° M. le chevalier *Millo,* rue Chaussée-d'Antin, n. 8, a guéri M. D....... d'une extravasion de sang par continuation pendant plusieurs années, et dans différentes circonstances il a aussi guéri des blessures accidentelles très graves.

8° M. le baron *d'Asda,* rue Taitbout, n. 31, a employé l'Eau dans différens cas désespérés pour lesquels tous les moyens de l'art avaient été inutiles, et il a toujours obtenu des résultats excellens, ainsi que le constate le certificat de M. *Forget,* docteur chirurgien en chef du corps des pompiers, et membre de plusieurs sociétés savantes.

9° M. *Favale,* hôtel d'Italie, n. 2, place des Italiens, a employé aussi cette Eau dans des hémorrhagies produites par de profondes blessures et il a obtenu des résultats avantageux.

M. le docteur *Labat,* le docteur *Fitz-Patriek* et M. le marquis *Fuente-Ermosa,* indépendamment de ces susdites expériences, ont continué d'employer cette Eau sur *des femmes* et *des hommes* toujours avec le même succès.

10° Mademoiselle *Varé-Tempe,* rue de la Boucherie, 8 et 12, ainsi que nous l'avons rapporté (page 15), souffrait depuis plus de huit ans d'une extravasion de sang provenant de la poitrine; cette demoiselle a suivi un traitement de 50 jours avec *cette Eau,* en la prenant intérieurement trois fois par jour, et en applicant des compresses trempées dans cette Eau sur l'estomac; elle se trouve parfaitement guérie. M. le docteur *Marjolin* connait ce résultat, on sait aussi que ce *savant médecin* l'a expérimenté dans plusieurs cas désespérés et en a obtenu les résultats les plus avantageux.

M. le docteur *Berrard,* membre de l'Académie de médecine et chirurgie, ayant réuni une commission de chirurgiens pour exécuter une opération sur une forte tumeur dans la clavicule du bras droit sur une jeune personne (une de ses nièces), demeurant rue Pont-Neuf-Louis-Philippe, n. 6, l'opération fut exécutée et une forte hémorrhagie se déclara; les parties coupées commencèrent à s'enflammer, de manière qu'après six mois l'hémorrhagie continuait toujours; un *cancer* se déclara, il produisit une forte inflammation jusqu'à la poitrine, la peau et la plaie devinrent d'un noir parfait. La malade était si épuisée et si privée de forces, qu'elle ne pouvait plus parler; sa famille était désespérée de cette position fatale ainsi que M. *Berrard,* médecin de la maison, qui avait employé jusqu'alors tous les moyens de l'art. Ils appelèrent en *consultation* M. le docteur *Marjolin,* qui trouva la malade dans une très fâcheuse position, ayant une *hémorrhagie chronique,* avec *inflammation, cancer,* etc.; ce médecin déclara la malade en danger de la vie, et prescrivit cependant l'emploi de l'eau *hémosmatique,* comme le seul moyen de pouvoir la sauver.

L'emploi de cette eau fit observer les résultats suivans : l'hémorrhagie qui était chronique depuis huit mois cessa immédiatement; après l'application de la charpie et la ligature, on vit arrêter les progrès de l'inflammation, la gangrène disparut entièrement, et la poitrine ne fut plus enflammée. La malade après ce traitement commença à reprendre ses forces, à pouvoir parler, et sa santé s'améliora ; tous les jours sa plaie revient dans son état naturel ; cette demoiselle est beaucoup mieux depuis six mois, et nous espérons que la guérison ne tardera pas à venir, malgré son état désespéré.

M. le docteur *Berrard* et la famille, étonnés de ce résultat, appelèrent cette *Eau : Le véritable et puissant destructeur de l'humeur pestilentielle et gangreneuse.* Ce fait est arrivé dans le mois de décembre 1838, on en a déjà parlé (page 10). Tous ces cas et beaucoup d'autres sont arrivés dans plusieurs pays, ainsi que le constatent les certificats signés par *des médecins et professeurs français, italiens, anglais, américains, allemands et russes.* On répète que le gouvernement *de Naples,* les expériences faites, nomma une commission composée du chevalier *Stellati,* secrétaire du collége médical, du chevalier *Melario,* chirurgien du roi, du chevalier *de Cusatis,* chirurgien en chel des hôpitaux et du Roi : ces docteurs firent les expériences nécessaires et sur leur rapport le gouvernement *de Naples* donna son autorisation pour l'emploi *de l'eau de M. Brocchieri.* De très grands personnages, dont on doit taire les noms, se sont servis *de cette Eau,* et ils en ont obtenu des heureux résultats, comme le constatent les lettres originales conservées par M. Brocchieri.

Pour copies et pour extraits conformes aux originaux restés dans les mains de M. Pierre Brocchieri. P. Brocchieri.

MINISTÈRE DES TRAVAUX PUBLICS, DE L'AGRICULTURE ET DU COMMERCE, ETC.

Paris, le 19 novembre 1838.

Monsieur, pour répondre au désir que vous m'aviez exprimé par votre lettre du 9 novembre, je viens de rappeler à l'Académie royale de Médecine la demande d'avis que je lui ai adressée le 9 juin en lui transmettant *la recette et l'échantillon de votre préparation anti-hémorragique*. J'espère que, malgré ses nombreux travaux, l'Académie pourra bientôt me remettre son rapport, et je m'empresserai alors de vous en faire connaître les conclusions.

BUREAU SANITAIRE.

Remèdes secrets.

Agréez, monsieur, l'assurance de ma considération.

Pour le ministre et par autorisation :
Le conseiller-d'état directeur,
Signé : VINCENT.

A Monsieur Brocchieri, rue Louis-le-Grand, 25, *à Paris*.

ACADÉMIE ROYALE DE MÉDECINE.

N° 24.

Paris, le 23 novembre 1838.

Monsieur,

La commission à laquelle l'Académie a confié le soin d'examiner votre préparation *anti-hémorragique* me charge de vous dire qu'on est prêt à la mettre en expérience, mais pour cela il faut nécessairement qu'elle ait une *recette exacte*, et il n'y a que vous qui puissiez la lui transmettre.

J'ai l'honneur d'être, avec la plus parfaite considération,
Monsieur,
Votre très humble et très obéissant serviteur,
Le secrétaire du conseil,
Signé : BOUSQUET.

A Monsieur Brocchieri, rue Louis-le-Grand, 25.

A Monsieur le secrétaire de l'Académie de Médecine.

N° 25.

Paris, le 27 novembre 1838.

Monsieur,

J'ai reçu la lettre que vous m'avez fait l'honneur de m'écrire en date du 23 courant, et je m'empresse de répondre à la question que vous voulez bien me poser au sujet de ma demande tendant à solliciter un examen par l'Académie royale de médecine au sujet de mon eau balsamique anti-hémorragique.

Vous devez comprendre, monsieur, ainsi que vos honorables collègues, la réserve dans laquelle je suis forcé de me renfermer, puisqu'il s'agit d'une propriété dont je revendique la possession, en ma qualité d'inventeur; ce que la loi prévoit en créant une catégorie définitive sous le nom de remèdes secrets autorisés. La lettre que je reçois de M. le ministre du commerce et des travaux publics porte en marge cette qualification de remèdes secrets; reste à obtenir l'autorisation, et c'est pour cela qu'il est fait appel au corps compétent, c'est à dire à l'Académie royale de Médecine, afin de statuer s'il y a lieu de concéder un privilége, ou, quoique ce ne soit pas le cas dans l'espèce, de concéder un brevet d'invention.

Les lois qui régissent cette matière sont, si je ne me trompe, soumises à des formalités dont l'esprit est de garantir à l'inventeur l'inviolabilité de son secret, qui ne doit être connu que des juges appelés à prononcer; et c'est pour cela que, lorsqu'il est question d'une œuvre commerciale, industrielle ou autre, il faut que le dépôt soit revêtu d'un certain nombre de cachets apposés par le postulant.

Dans l'objet qui a motivé ma demande, je n'ai pu suivre que par approximation la marche tracée par la législation en vigueur. *J'ai donc remis une recette exacte des plantes qui composent mon eau et il n'y en entre point d'autres.* Resterait à présent la manière de les traiter, et c'est ici une seconde partie de mon invention. Je désirerais, monsieur, que la première chose dont on s'occupât fût l'analyse des propriétés des plantes que j'ai comprises dans ma formule. Il me restera ensuite à prouver que c'est bien avec celles-là seules que je produis mon *eau balsamique,* et vous aurez après à constater les effets de ce même produit.

Je suis prêt à acquiescer à toutes les demandes qui me paraissent justes et rationnelles; mais vous devez comprendre, avec toute la sagacité et le savoir qui distinguent le corps illustre dont vous êtes l'interprète, que je ne puis commettre légèrement toutes les parties de mon secret, et courir ainsi la chance de perdre le fruit de mes recherches et de mes travaux, non que je veuille, du reste, inférer de ceci que ma confiance ne fût parfaitement placée et justifiée en ce qui touche MM. les membres du conseil.

Je crois pouvoir résumer ainsi la demande que j'adresse à l'Académie, et sur laquelle j'appelle de nouveau son attention, parce que je crois la chose utile à la science et à l'humanité, parce qu'il appartient à un des corps les plus distingués de France de la juger, de la propager, et je le fais en ces termes :

1° Mon eau balsamique a-t-elle les propriétés que je lui attribue ?

2° Les élémens qui la composent sont-ils ceux que j'ai définis ?

Ce sont là les deux points importans.

J'ai ensuite à me conformer à l'esprit de la loi qui veut que les découvertes, après avoir produit une récompense pour ceux qui les ont faites, sous forme de privilége, brevet ou autrement, profitent ensuite aux progrès de la science, et ne soient pas perdues, en les préservant de l'oubli ou d'une fausse interprétation; c'est dans ce but qu'il m'est prescrit, ainsi qu'à tous les inventeurs, de bien spécifier tous les moyens que j'emploie, ce à quoi je suis tout prêt à me conformer, mais en sollicitant de votre équité, messieurs, un mode qui m'assure l'avenir, si ce que j'ai fait est, comme je l'avance, utile et profitable.

J'ai l'honneur d'être, avec les sentimens du plus profond respect,

Monsieur,

Votre très humble et très obéissant serviteur,

Signé: P. BROCCHIERI.

N° 26.

Monsieur Brocchieri,

Je viens de faire transporter à grand'peine Mme Michelot à Paris. Ce voyage l'a beaucoup fatiguée et a occasioné une perte de sang qu'on aurait combattue de suite, si elle avait eu de l'eau angélique à son arrivée; mais les dernières gouttes en avaient été employées à Neuilly. Veuillez donc me faire la grâce d'en remettre au domestique la quantité dont vous pouvez disposer ce matin afin de pouvoir l'administrer de suite à Mme Michelot, qui attend après comme le Messie.

Votre très humble et très obligé serviteur,

Signé: MICHELOT.

Vendredi matin, 18 octobre 1838.

Pour copie conforme aux originaux restés dans mes mains.

Paris, ce 16 avril 1839.

P. BROCCHIERI.

TABLE DES MATIÈRES.

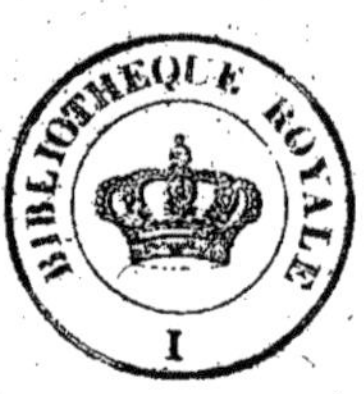

www.ingramcontent.com/pod-product-compliance
Ingram Content Group UK Ltd.
Pitfield, Milton Keynes, MK11 3LW, UK
UKHW022143170726
13837UKWH00004B/1752